Nursing Today
ブックレット・15

認知症高齢者とセクハラ

◉目次

認知症を患うと、脱抑制や社会的認知の障害により、ケア提供者に卑猥なことを言ったり、体を触ったり、自身の性器を見せるといった性的逸脱行為がみられることがあります。本人にはセクハラをしているという意識・自覚はなく、「異性と触れ合いたい」「優しくされたい」という本能に基づき行動しているため、注意されたり拒絶されても効果がないばかりか、怒り出したり、ケアを拒否したりすることも。

一方、そのような行為を受けた側は、病気が原因だとわかっていても、専門職としてかかわらなくてはいけないと思っていても、傷ついたり、嫌な気持ちになることは多いでしょう。仕事だからといって、ただがまんを強いられることに疑問を感じる人もいることでしょう。

ケア提供者は、認知症高齢者のセクシュアリティとハラスメントに関する問題にどう対応すればよいのでしょうか。各分野の専門家と高齢者看護・介護の現場で働く専門職が、自身の経験を踏まえて考察しました。

（編集部）

認知症高齢者の性的行動

荒木 乳根子
あらき・ちねこ◉日本性科学会セクシュアリティ研究会代表、田園調布学園大学名誉教授

高齢者の性

要介護者の性的行動にはじめて遭遇した介護者は、びっくりして、「異常だ」という意識から嫌悪感を募らせることがあります。高齢者や要介護者に性的関心があるなどと思っていないからです。

日本性科学会セクシュアリティ研究会が二〇一二年に行った中高年セクシュアリティ調査では、六十〜七十代の単身者で「交際相手がいる」「交際相手がほしい」と回答した男性は約九割、女性は四割台でした（**図1**）[1]。つまり、多くの単身者が異性への積極的な関心をもっているのです。また、六十歳以上の有配偶男性の半数以上は、妻との性交渉ないし愛撫などの性行為を望んでいました[2]。そして、夫婦間では六十代で三〜四割強の人が、七十代では二〜三割の人が、この一年間に性交渉があったと回答しています[1]。

ただ、男性の性機能は五十代後半頃から低下しはじめますし、要介護者のほとんどはいわゆる性交は不能と考えられます。しかし、性的関心を失うわけではありません。精神分析を創始したフロイトは、性的エネルギーを生命の基本的エネルギーであると考え、様々な活動の原動力だと考えました。要介護状態になっても性的関心をもつのは人として自然なこと、死ぬまで人間は性的存在であるという認識が必要だと思います。

認知症高齢者の性的行動

看護・介護の現場で問題になることがある認知症高齢者の性的行動には、①看護・介護者に対する性的行動、②ほかの利用者に対する一方的な性的行動、③利用者同士の好意・恋愛に基づく性的行動、④対象のいない性的行動、があります（**図2**）。行動化は認知症の有無に限らずありますが、認知症者の場合は抑制が効きにくく、周囲の反応を気にしないので、より行動化しやすいといえます。

ここでは認知症高齢者の性的行動への理解の基本になると考える、看護・介護者に対する性的行動について記します。

筆者が実施した女性訪問介護員を対象とした調査[3]（二〇〇八年）のうち、高齢者二五〇事例からの性的働きかけの内容を**図3**に示します。最も多いのは言葉による働きかけですが、抱きつく、胸やお尻を触る、などの直接的な行為もありました。

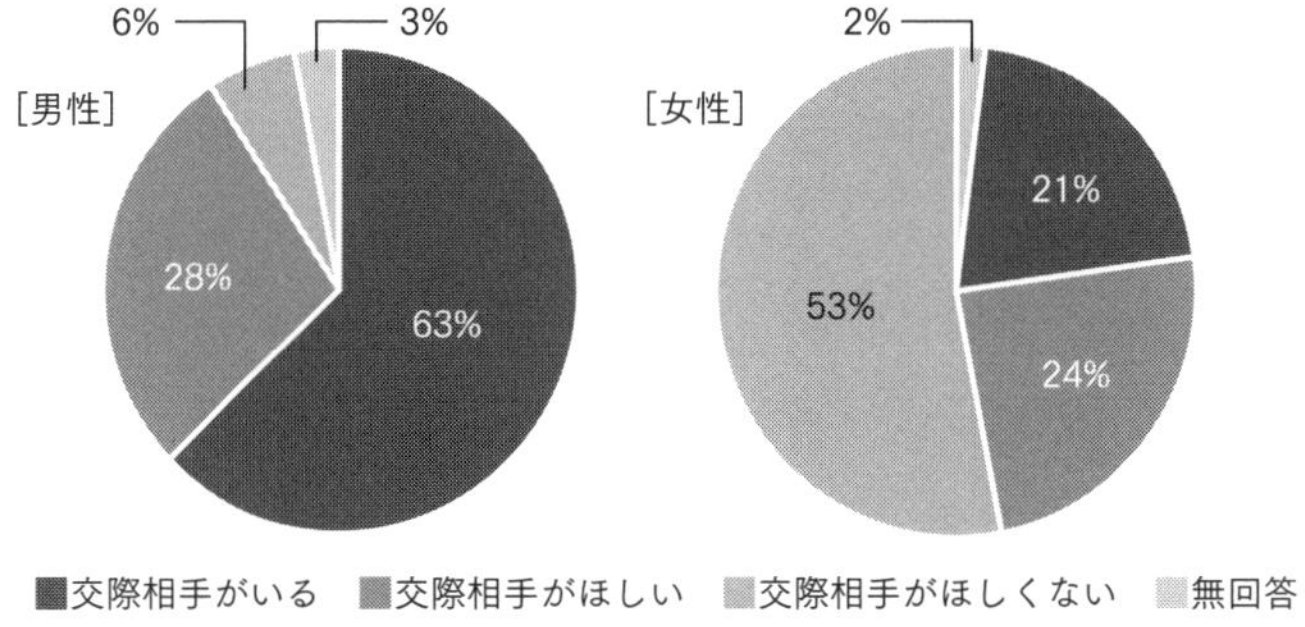

図１　60〜70 代単身者の交際相手[1]

① 看護・介護者に対する性的行動

② ほかの利用者に対する一方的な性的行動

③ 利用者同士の好意・恋愛に基づく性的行動

④ 対象のいない性的行動

図２　看護・介護の現場で問題になる認知症高齢者の性的行動

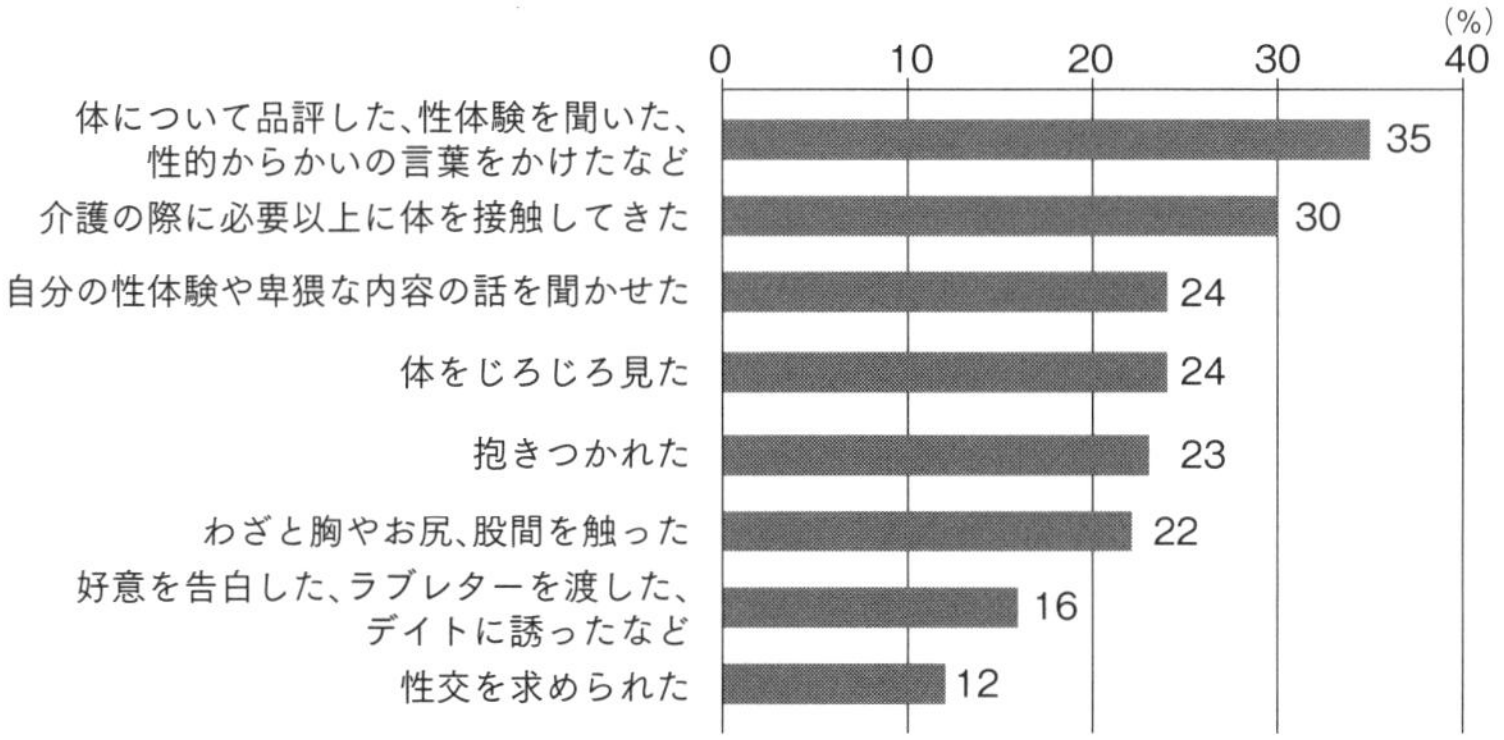

図３　高齢者からの性的働きかけの内容（複数回答，n＝250）[3]

訪問介護員の多くは、その場は「さりげなく流した」「明るく冗談で応えた」ものの、ほぼ三人に一人は対応に戸惑いや不安をもち、四～五人に一人は利用者への拒否的な感情を抱き、十人に一人は担当を辞めています。利用者の家という密室で利用者と一対一での対応が多い訪問介護員にとって、深刻な問題といえます。

また最近は、デイサービスやユニットケアなどでの女性利用者から男性介護職への性的行動も増えてきたように思います。股間に触るなどの行為もありますが、女性の場合は特定の介護職に恋愛感情をもち、キスや抱擁を要求して付きまとったり、ほかの女性介護職や利用者に嫉妬してトラブルになったりすることが多いようです。ただ男性介護職の場合は、相手への嫌悪感や拒否感が少ないので、それほど問題視されていないのかもしれません。

認知症高齢者の性的行動をどのように理解するか

認知症高齢者の性的行動に対しては、ともすれば感情的に反応してしまいがちです。しかし、ほかの行動上の問題同様、「なぜ」そのような行動をとったのか、相手の気持ちや背景を考えて対応する必要があります（**表**）。

まずは状況から、「誘発要因」の有無をチェックしましょう。看護・介護行為を性的誘いと誤認したり、看護・介護者を妻や夫と誤認していることによる性的行動があります。看護・介護者の服装や言葉遣いがきっかけを生むこともあります。

次に、その心理面、すなわち「背景要因」を検討する必要があります。多くの事例をみると、それぞれ異なる面があるとはいえ、背景に不安や孤独感、疎外感があるように思います。パーソン・センタード・ケアを提唱したトム・キットウッドは、認知症者の性的行動を、なぐさめのニーズ（喪失感に対処しようとするときに、他人と親密になることから安心の感情を得ようとすること）の表れと解釈できるかもしれない、と記しており[4]、筆者もそのとおりだという気がします。

看護・介護者への性的行動は、自分が好感を抱いた相手とのかかわりを求める行為でもあります。それは、「自分を認めてほしい」「人間的な温もりのある関係がほしい」「不確かになった自分を確認したい」「楽しいコミュニケーションをもちたい」といったメッセージであることが多いように思います。だからこそ、触ってきた手を退けても、ちょっとした楽しいやりとりがあれば和むのです。

表　認知症高齢者が性的行動をとる要因

誘発要因	・看護・介護行為を性的誘いと誤認 ・看護・介護者を妻や夫と誤認 ・看護・介護者の服装や言葉遣い
背景要因	・不安、孤独感、疎外感 ・自分が好感を抱いた相手とのかかわりを求める行為：「認めてほしい」「温もりのある関係がほしい」など

認知症高齢者の性欲は、生理的というよりは心理的な性欲といえるのではないかと思います。また今、高齢期の男性は、性的言動が女性への働きかけのツールとして当たり前だった時代を生きてきたことも考慮に入れる必要がありそうです。

ただし、多くの性的行動は前述したような理解でよいと思いますが、中には前頭側頭型認知症による症状や、実際に性欲が強い場合もあることを念頭においておく必要があるでしょう。

看護・介護者のとるべき姿勢

認知症高齢者の性的行動によって看護・介護者自身が傷つかないように、また、高齢者を傷つけないように、次のような配慮が求められます。

① 人間は終生、性的存在です。認知症高齢者の性的行動は「異常ではない」「あり得ること」という認識をもつこと。
② 性は生きるエネルギー、いわば「元気印」であるという肯定的な視点も念頭におくこと。
③ 気持ちの余裕がもてるように、自分なりの対応を考えておく。例えば、コミュニケーションの誘いと受け止め、触ってきた手を取って「何か?」と問いかけるなど。
④ 直面して嫌悪感を覚えたら、無理をしないで場を外す。一呼吸おいて「あのようなことをされるとお世話をできなくなります」と伝えるのも一つの方法。ただし、性的行動は拒否しても、その人自身を拒否しないようにしたいものである。
⑤ 相手の心理面にも目を向ける。これができると、ユーモアを交えたやりとりに切り換えるな

ど対応の選択肢が増える。

⑥一人で悩まず、同僚や上司と情報を共有し、助言をもらうことも大切。

⑦相談を受ける立場だったら、性にかかわる感性は一人ひとり異なることを念頭におき、相談者の嫌悪や不安などそのときの気持ちを尊重して、どうしたらいいかをともに考える姿勢が必要。

ともあれ、性は人間の根幹にかかわることです。高齢者を傷つけないようにできるだけ穏やかな対応をめざしたいものです。看護・介護者自身も傷つかないで望ましい対応ができるようにサポートが必要だと考えています。

〈引用文献〉

1 日本性科学会セクシュアリティ研究会編：セックスレス時代の中高年「性」白書，harunosora，二〇一六．

2 日本性科学会セクシュアリティ研究会：2012年・中高年セクシュアリティ調査結果の全データ，日本性科学会雑誌，三二（別冊）：八一，二〇一四．

3 荒木乳根子ほか：訪問介護利用者（高齢者）の性行動に対する介護職員の意識と対応に関する研究，フランスベッド・メディカルホームケア研究・助成財団研究報告書，二〇〇八．

4 トム・キットウッド（高橋誠一訳）：認知症のパーソンセンタードケア―新しいケアの文化へ，筒井書房，二〇〇五．

※本稿は「コミュニティケア」二〇一七年一月号の第1特集「認知症者の性」収載の記事を一部改変し，収載したものである。

介護現場におけるハラスメントの実態と防止について
――「ご利用者・ご家族からのハラスメント」調査結果から

村上久美子
むらかみ・くみこ◉UAゼンセン日本介護クラフトユニオン 副会長・政策部門長

UAゼンセン日本介護クラフトユニオン（略称NCCU）は、法人の垣根を超えて全国の介護従事者で組織する職業別労働組合です。現在、組合員数は約八万七千名、労使関係のある法人は六十四法人です。NCCUは、介護従事者全体の雇用や待遇について介護業界のワークルールづくりをめざしています。また、介護保険制度をよりよいものにするため、国の審議会での発言や要請活動など、介護産業発展のための努力も続けています。

現在、介護業界の喫緊の課題は「人材不足」で、二〇二二年二月の有効求人倍率は三・五五倍（全産業一・一四倍）と高止まりの状態となっており、解消される気配もありません。介護従事者の確保・定着のために最も有効な処方箋は「処遇改善」であることは明白なのですが、働きやすい職場環境を構築し、離職を防ぐことも重要です。そこで、遡ること二〇一八年四月、NCCUは離職の一因でもある介護業界における「ご利用者・ご家族からのハラスメント」(以下、NCCU調査)について調査を実施し、介護従事者をハラスメントから守り、働きやすい労働環境を構築するための活動を開始しました。本稿では、調査結果から見る介護現場のハラスメントの実態について報告を行うとともに、ハラスメントの防止対策について考察します。

介護従事者の七割以上がハラスメントを経験

NCCU全組合員(調査時、約七万八千名)を対象に、まずはハラスメントを受けた経験の有無を設問したところ、回答者二四一一名のうち「なんらかのハラスメントを受けたことがある」と回答した割合は七四・二%(一七九〇名)でした(**図1A**)。そのうち、「セクシュアルハラスメントを受けた」割合は四〇・一%(**図1B**)で、最も多かった内容は「サービス提供上、不必要に個人的な接触をは

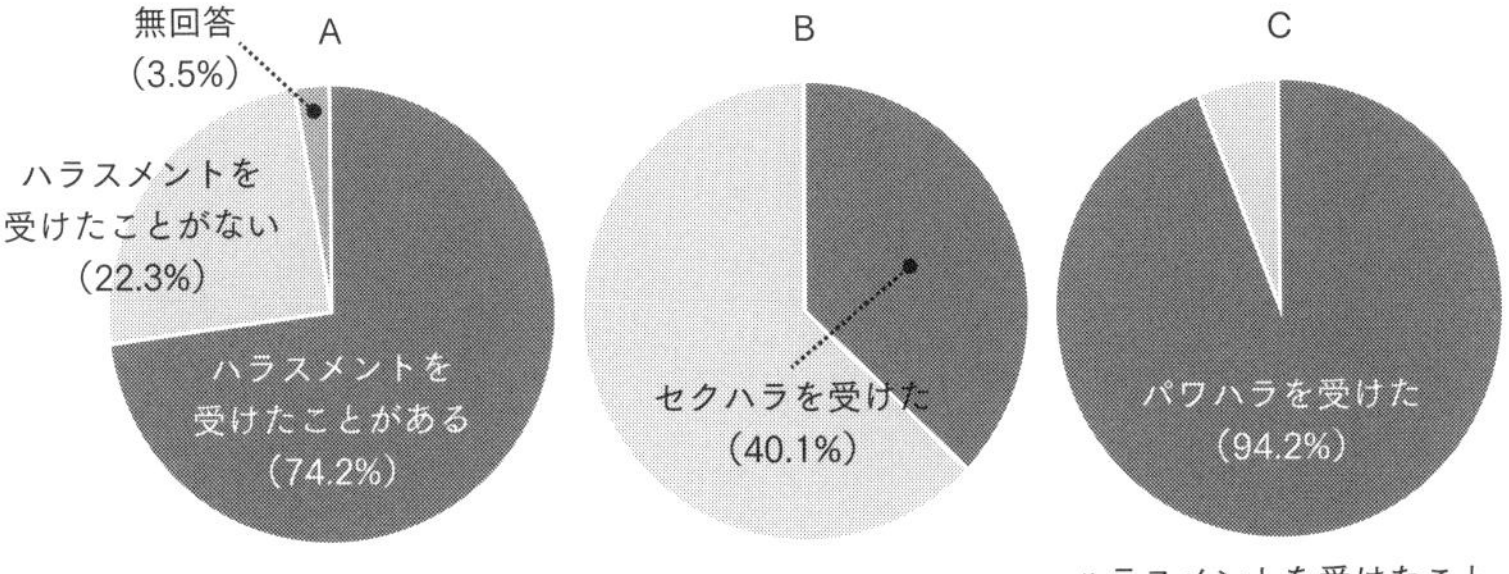

回答者全体(2,411名)のうちの74.2%(1,790名)がなんらかのハラスメントを受けたことがある

ハラスメントを受けたことがある方(1,790名)のうちの94.2%(1,687名、回答者全体の70.0%)がパワハラに該当する行為を受けている

図1　ハラスメントの有無

かる（体に触れてくる）」（五三・五％）、次に「性的冗談を繰り返す、しつこく言う」（五二・六％）、そして「サービス提供中に胸や腰などをじっと見る」（二六・七％）でした。

パワーハラスメントについては、「なんらかのハラスメントを受けたことがある」と回答したうちの九四・二％が「受けたことがある」と回答しました（**図1C**）。最も多かった内容は「攻撃的態度で大声を出す」（六一・四％）、次に「他者を引合いに出し強要する」（五二・四％）、そして「サービス契約上受けていないサービスを要求する」（三四・三％）でした。

ハラスメントが介護従事者に与える影響

ハラスメントを受けたことがある人に「自身への影響」を設問したところ、「精神的にダメージを受けた」という人は九一・三％に上り、「精神疾患になった」との回答も二・五％でした。「自信をなくし、仕事をするのが嫌になった」「この状況が続くのであれば、一日でも早く退職したい」と考える介護従事者も存在する等、ご利用者やご家族からのハラスメントによって離職に発展する可能性もみえてきました。中には、「精神的にまいってしまっていたため、嫌がらせをする利用者宅に行くのを拒否した」という声もあり、ご利用者へのサービスにも支障が出てしまうことがわかりました。

「ハラスメントを受けるのも業務のうち」——介護業界の誤った認識

ハラスメントにあったとき、誰かに相談した人は七四・四％で、最初に相談した相手は上司（四七・二％）や職場の同僚（四〇・九％）でした。加害者のことを知っているという点でも相談しやすいのでしょう。しかし、相談した結果は「変わらない」が四三・一％で、半数近くは解決に至っていないことが判明しました。

また、ハラスメントにあったことを相談しなかった人は二三・五％で、その理由をたずねたところ、「相談しても解決しないと思ったから」が、四〇・三％と最も多くなりました（**図2**）。

では、なぜそう思ったのでしょうか。自由記述の内容から考察してみましょう。

・介護職のイメージ：「介護職はがまんするのが当然。

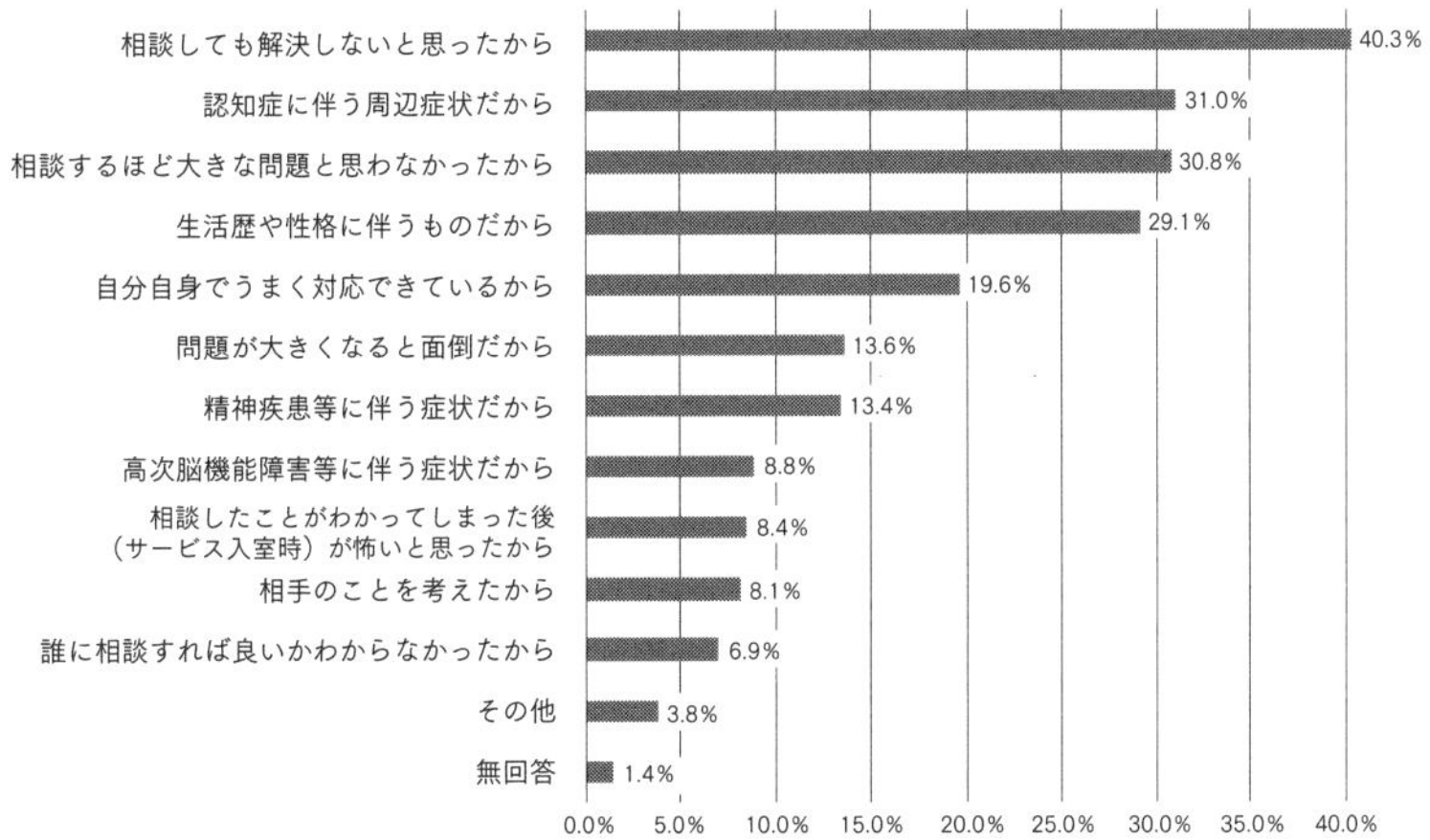

図2　相談しなかった理由（複数回答，n=149）

力量不足と考えられてしまう」「専門職だからうまくかわす。辛抱すべき」
・介護従事者自身の考え方：「ハラスメントを受けるのも業務のうち」「自分ががまんすればいいだけ、と思っていた」
・事業所や管理者の対応、組織としての姿勢：「上司に言っても対応してくれない。がまんしてくれと言われた」「隙を作る自分が悪い、と言われた」「事業所はご利用者が大事。お客様至上主義」

このように、介護業界にはハラスメントを容認してしまう慣習があり、そこから抜け出せずにいる実態が明らかになりました。また、介護サービスは保険制度であるため、利用者と事業者は対等な立場で契約を結びますが、実際は利用料を払う側と払われる側の関係になります。そのため、事業者、管理者は利益を考えると、ハラスメントの報告を受けても「がまんしてほしい」という言葉を発してしまうことにもなっているようです。管理者によっては、ハラスメントを予防する、あるいは発生しても適切な対応をとるといったことができないため、介護従事者が泣き寝入り状態になっていることも考えられます。

「病気だから仕方がない」──最初からあきらめている実態が明らかに

ハラスメントにあっても相談しなかった理由で二番目に多いのは、「認知症に伴う周辺症状だから」（三一・〇％）でした。具体的には、「認知症なので仕方がない」「受け流すしかない」等、認知症ということで無為無策であることが明らかになりました。

一方で、「認知症だから、病気だからと許されていたら、働いている人間はもたないと思う。管理者等の知識不足により、話したところで解決にならない場合がある」「訪問するつど『なぜ、事前に電話しない？』と責められたり、笑顔で対応しようとすると『バカにして！』と怒鳴られたりした。上司に相談すると『認知症だから』とガマンを強いられる。また、利用者の家族も『プロだから対応できるだろう』という傲慢な態度であった。このような行為をする利用者は断ってほしい。仕事を辞めたくなる」という声もあり、病気が原因のハラスメントに対してもなんらかの対応を講じるべき、と考える職員も存在することがわかりました。

ハラスメントの防止に向けて

ハラスメントは、「芽」の段階で摘み取ることが重要です。そのためには、様々な角度から対策を講じなければなりません。ハラスメントを防止するためにやるべきことを以下にいくつかあげます。

事業所内での情報共有

ハラスメントから介護従事者を守るためにどのような対応が必要か設問したところ、最も多かった回答は「事業所内での情報共有」（六〇・八％）でした（**図3**）。

ハラスメントは未然に防ぐことが重要で、そのためにはサービス開始前、そしてサービス中の情報共有が不可欠です。ご利用者・ご家族のおかれた環境や生活歴、趣味や嗜好など、サービス担当者間で話し合えば共通認識をもつことができます。「このようなケアを行ったらこのような対応をされた」「体調がすぐれないときはこんな行為が見受けられる」等、あらかじめわかっておけばハラスメントの発生を未然に防ぐことが可能になるとともに、職員共通のノウハウを身につけることができ、サービスの質の向上にもつながります。

ご利用者・ご家族への理解と周知

ＮＣＣＵ調査によると、ハラスメントの発生原因には「ご利用者・ご家族のサービスの無理解」（三七・五％）、「ご利用者・ご家族のサービスへの過剰な期待」（三八・一％）といった、ご利用者・ご家族の介護保険制度に対する理解不足があります（**図4**）。介護従事者を守るためには「ご利用者・ご家族への

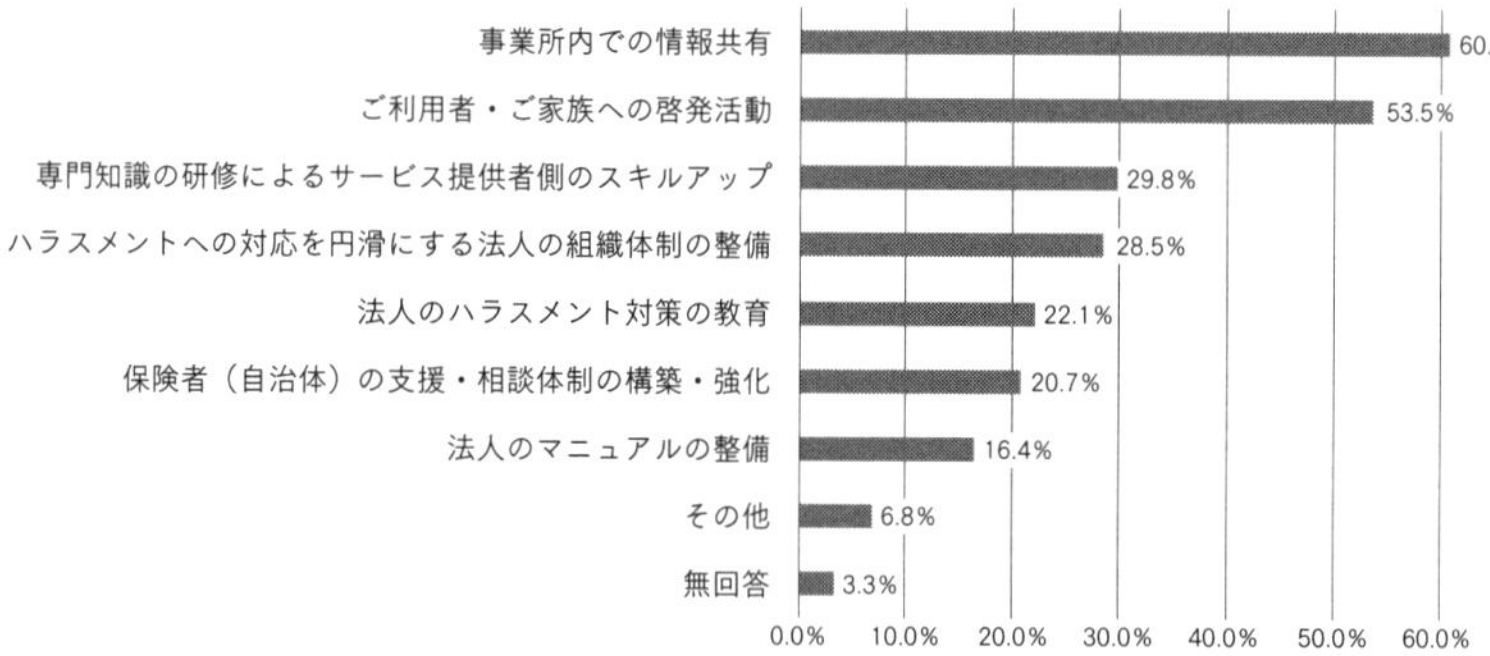

図３　ハラスメントから介護従事者を守るためにどのような対応が必要か

（複数回答，n=2,411）

啓発活動」（五三・五％）が必要だとする回答も多いことから、まずは、契約時にサービスの具体的内容やサービス範囲をご利用者・ご家族へ説明するとともに、ハラスメントについての理解を求めておくことも重要です。

また、契約書や重要事項説明書に「ハラスメントの禁止」条項を設け具体的な内容を明記し、ハラスメントが行われた場合には契約解除になることを伝えれば、安心してサービス提供ができるでしょう。

職員に対する定期的な研修

一方で、職員による「ご利用者・ご家族に対するサービスへの事前説明不足」（二一・六％）が招くハラスメントが存在することも事実です。そして、ケアの内容や介護保険制度について職員の理解度に統一感がないこともハラスメントの要因の一つと考えられます。したがって、介護従事者自身が介護保険サービスの範囲について理解を深めるとともに、ご利用者やご家族への契約

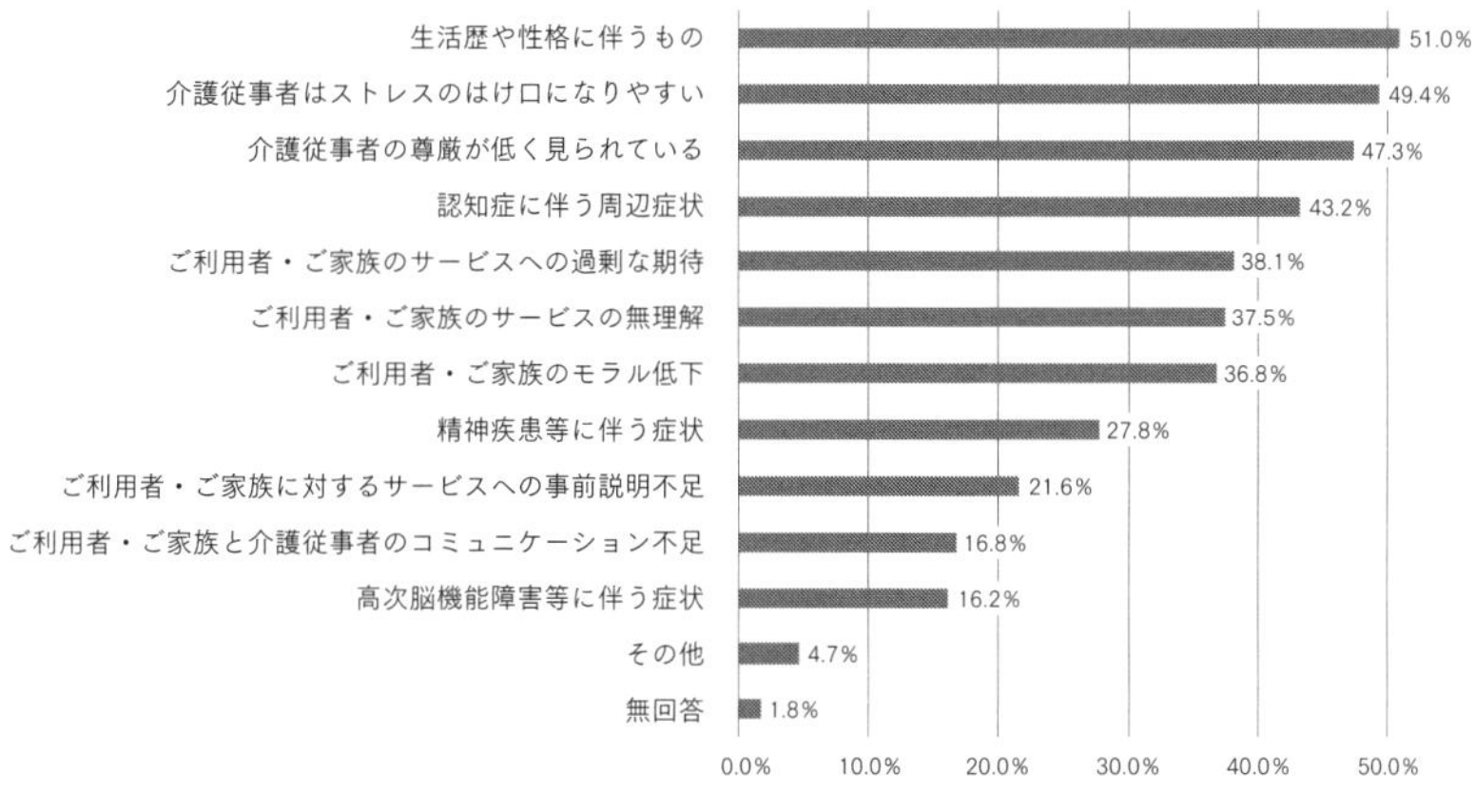

図４　ハラスメントが発生している原因（複数回答，n=2,411）

書・重要事項説明書の説明の仕方などを事業所内で統一することが重要です。

ＮＣＵ調査によると、ハラスメントから介護従事者を守るためには「専門知識の研修によるサービス提供者側のスキルアップ」が必要との回答が二九・八％ありました。「介護保険制度に基づくサービスに関する研修」「コミュニケーション術向上のための研修」等、定期的に繰り返し学ぶことによって知識や技術を定着させ、介護従事者が自らを守る体制を構築していくことが重要です。

また前述のとおり、認知症等を原因としたハラスメントもあることから、疾病に関する研修も必須です。病気だから仕方がないとあきらめるのではなく、疾病の知識を学ぶことによってご利用者の言動を理解することが可能となります。そのうえで、「なぜこのような行動をとるのだろう」「どういう場面でこのような症状が出るのだろう」等、根本にある要因を分析して今後の対応に生かしていくことが大切です。

＊

介護従事者の離職のきっかけにもなっているご利用者・ご家族からのハラスメントは、ご利用者自身の継続的で円滑な介護サービスの受給にも支障を来たすことになります。なぜなら、冒頭に記したとおり、介護人材の不足に解消のめどが立っておらず、このままでは「介護難民」の増加とともに、介護保険制度の崩壊にもつながりかねないからです。

介護の未来のために、介護人材の確保・定着、そして介護従事者の人権を守るためにも、今一度ハラスメントについて真剣に考えることが望まれます。

note

日本看護協会出版会では2022年4月、「認知症高齢者のセクシュアリティ」アンケートを実施しました。結果の一部を抜粋し、以下に掲載します。(回答数98。回答者の所属施設の内訳：急性期病院48、回復期病院6、高齢者施設10、訪問看護8、看護・介護系教育機関11、その他15)

Q1 認知症高齢者から性的逸脱行為を受けたことがありますか？

ある　59 (60.2%)　　ない　39 (39.8%)

Q2 「ある」と答えた方は、どのような行為を受けましたか？(複数回答)

卑猥な言葉を言われた	51 (86.4%)
体を触られた	44 (74.6%)
性器を見せられた、触るように言われた	14 (23.7%)
その他	2 (3.4%)

Q3 そのとき、どのように対応しましたか？(複数回答)

特に反応せずやりすごした	24 (40.7%)
やんわり注意した	41 (69.5%)
厳しく注意した、叱った	2 (3.4%)
関心が他のことに向くように導いた	38 (64.4%)
その他	3 (5.1%)

Q4 そのとき、どのような気持ちになりましたか(複数回答)

いやな気持ちになった	36 (61%)
怒りがわいてきた	5 (8.5%)
病気だから仕方ない、我慢しようと思った	26 (44.1%)
耐えられなかった	2 (3.4%)
よくあることなので、気にならなかった	24 (40.7%)
その他	4 (6.8%)

※アンケート結果の全体はウェブサイトでご覧いただけます。→ https://jnapcdc.com/LA/NTBL15

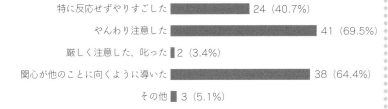

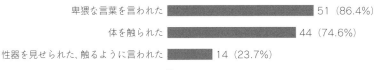

認知症高齢者の性的逸脱行為への対応

堀内園子
ほりうち・そのこ◉NPO法人なずなコミュニティ看護研究・研修企画開発室 室長

性的逸脱行為のある人にかかわる際の八つの原則

性的逸脱行為は、認知症高齢者への看護において大きなテーマの一つです。現場で悩んでいる看護職・介護職は少なくないでしょう。しかし、なんとなく人に話すのは恥ずかしいと思っている人も多く、深刻に悩んでいるわりに深く掘り下げられることは滅多にありません。

ここでは看護・介護職の悩みを和らげるために工夫できる、性的逸脱行為のある人にかかわる際の八つの原則を紹介します。

◎原則一：積極的な心の準備をしておきましょう

性的逸脱行為は繰り返されるため、それらのエピソードをもつ利用者にかかわる場合、性的逸脱行為が行われることを予測しておきます。

これは、相手が何をするかわからない怖い人と思って警戒する、という意味ではありません。後で詳しく述べますが、性的逸脱行為がなされる背景には、本人の真のニーズが隠れていたり、行為に一定のパターンがみられたりします。「○○さんに抱きつかれるかもしれない。そのときはこういう視点をもってかかわろう」というような積極的な心の準備をしておく、という意味です。

◎原則二：性的逸脱行為のパターンをアセスメントしましょう

繰り返される性的逸脱行為について、いつ、どんな場面で生じているのかを分析しましょう。性的逸脱行為を行うきっかけがあるかもしれません。二十代の女性を見ると必ず卑猥な言葉を言い、それ以上の年齢の人には体を触ってくるなどの特徴がみられたり、ある一定の時間帯で性的逸脱行為が行われることもあります。性的逸脱行為のパターンをアセスメントすると、誘発のきっかけがみえてくることがあります。

◎原則三：性的逸脱行為を注意して正すのは、効果的ではないことを知っておきましょう

性的逸脱行為の内容・パターンは、認知症のタイプによっても違います。性的逸脱行為が目立つ

のは、ピック病に代表される「前頭側頭型認知症」の人です。

このタイプの人は、場の空気を読み言動を調整するといった前頭前野の神経細胞がダメージを受けるため、記憶に関与する海馬が萎縮するアルツハイマー型認知症の人と比べると記憶障害は目立ちませんが、周囲の状況やルールを無視したような言動が多くみられます。自分の言動を環境に合わせて調節するさじ加減がわからないのです。「こんなところでそんなことをしなくても」といった言動が増え、その中に性的逸脱行為があります。

また、目の前の出来事に影響を受けやすく、目の前においしそうな食べ物があれば手を伸ばして食べ、目の前にかわいい人がいると触ります。「今、やりたいからやる」という発想なので、相手を困らせようと思ってする行動ではありません。そのため、注意されても心には響きません。むしろ「この人は敵」「私を嫌っている」と感じてしまいます。

◎原則四：自分の思いを言語化する力を蓄えておきましょう

これは性的逸脱行為への対応に限ったことではなく、認知症高齢者とかかわるうえで重要なコミュニケーション技術です。利用者が突然、体を触ってきたり、卑猥な言葉を言ったりした際に、「いきなり触る（言う）からびっくりしました」などと、そのときの感情を言葉で表現することが大切です。とはいえ、すぐに言語化できるわけではないので、自分が抱く感情を表現する言葉を日頃から蓄積する努力が重要です。

◎原則五：本人に期待する言動を伝えながら、違うことに関心を向けさせましょう

例えば、いきなり抱きつかれたときに、「急に抱きつかれてびっくりしました」とあなたの気持ちを伝え、「今度は『こんにちは』って言葉でお願いします」「○○さんは抱きつくのが好きですね。でも今は、あちらでおいしいおやつでも食べましょう」などと伝えるのです。

◎原則六：仲間とシミュレーション・ロールプレイをしてみましょう

現場で活動する看護・介護職なら「こんな場面あるよね」という事例をいくつかもっていると思います。それをもとに、認知症高齢者役と看護・介護職役となって実演してみましょう。複雑なシナリオは必要ありません。現場で起こった場面をロールプレイしてみるのです。

性的逸脱行為はショッキングな出来事なので、看護・介護職は一人で傷つき、抱え込むことがあります。仲間と具体的に演じ合うことで出来事を共有でき、また、対応のバリエーションを増やすことにもつながります。

◎原則七：性的逸脱行為の背景にある感情に焦点を当ててみましょう

認知症高齢者とともに過ごしていると、彼らは「頭の中が空っぽになっていく」などと不安を感じていたり、「どうしていいかわからない」といったもどかしさを抱えていることがわかります。看護・介護職がこれらの感情を理解し、それに対する働きかけをしない限り、性的逸脱行為に振り回されることになりかねません。簡単ではありませんが、だからこそ専門職としてのやりがいがあるのです。認知症高齢者の思いを知り、求めている真のニーズに迫ることが鍵だと考えます。

◎原則八：「性的逸脱行為をやめさせること」ではなく、「認知症高齢者の心身の充実」に主眼をおきましょう

「この言動をやめさせよう」という発想で認知症高齢者とかかわると、相手と心の隔たりが生まれ、ケアがうまくいかないことが多々あります。性的逸脱行為はもちろんしてほしくありませんが、言動をやめさせることに縛られず、「この人が性的逸脱行為をしなくても、楽しく、充実して生活するにはどうしたらよいか」という発想でかかわると、様々なアイデアが生まれます。

性的逸脱行為への対応の工夫

では、認知症高齢者の性的逸脱行為に対して、具体的にどのように対応すればよいのでしょうか。現場でよく遭遇するシチュエーションを集めてみました。

◎突然後ろから抱きつき、体を触ってくる認知症高齢者にどう対応したらよいでしょうか？

突然、体を触られるといった体験は大変ショックな出来事です。たとえ認知症看護に真摯に取り組んでいる人でも、突然抱きつかれたら戸惑い、時には怖れを感じると思います。このときに生じ得る最悪な状況は、看護・介護職がびっくりして認知症高齢者を振り払い、けがを負わせたり転倒させたりして、認知症高齢者も看護・介護職も傷つくことです。

人は「触れる」という行為を通して、安心感を得ようとします。もしかしたらその人は、変わっていく自分への不安や寂しさ、もどかしさから、人とのつながりを求めているのかもしれません。その場合、手浴や足浴などの触れ合うケアを定期的に行い、不安などを受け止めようとする看護・介護職の存在を実感してもらうとよいでしょう。触れられる心地よさは、オキシトシンやドーパミンなどのホルモンの分泌を促すため、生理学的な側面からも幸せを感じることができます。

認知症の進行が進み、人物誤認などがある場合は、看護・介護職を妻や恋人と思い込んでいることがあります。そのため、認知症高齢者が看護・介護職をどんな存在ととらえているのかをアセスメントしましょう。解決の糸口がみえてくることもあります。また、散歩などの活動を促してエネルギーを発散させ、関心をほかに向けさせることも有効です。

◎認知症高齢者が「夫と毎晩やっているの?」「股間は使わないと腐るよ」などと卑猥なことを言ってきます。どうしたらよいでしょうか?

会うたびに卑猥なことを繰り返し言われると、さすがに疲弊してうんざりしてしまいます。その人とかかわりたくないといった気持ちが生じてしまうかもしれません。

認知症高齢者の放つ言葉をそのままの意味でとらえるのではなく、言葉から読み取れる「感情」に着目して、その人の気持ちを転換させてみましょう。例えば、「夫と毎晩やっているの？」という質問には、「夫と毎晩なんてしていません」などと答えるのではなく、「夫の話が好きなんですね。□□さんはご主人と仲がよかったのですか？」などと、その人自身の楽しい思い出へと気持ちを転換させます。

脳の萎縮に伴って定型的な会話しかできなくなった認知症高齢者は、私たちが受ける印象よりもずっと軽い気持ちでそういった言葉を使い、挨拶代わりに投げかけている場合もあります。ある程度、信頼関係が築けている方であれば、「こういう話はそろそろ卒業して、百歳まで元気に過ごす方法を考えませんか」と笑顔で質問をかわすのもよいでしょう。

◎「夫が嫁と寝ている」「夫が嫁と浮気している」と思い込んでいる認知症高齢者に、どう対応したらよいでしょうか？

「ご主人（お嫁さん）はそんな人ではないですよ」などと言っても、認知症高齢者の気持ちは収まりません。むしろ「私の言うことを信じてくれないのね！」と怒り出すかもしれません。このような場合は、先に紹介した「原則七」に基づいて、その背景にある感情に焦点を当ててみましょう。その人は認知症によって自分のもつ力が失われつつあり、大切な人から見捨てられるかもしれない、といった不安があるのかもしれません。あるいは、いちばん近くで支えてくれている夫や嫁に対してひどいことを言っていると理解しつつ、「こんな自分でも見捨てないでくれますか？」と確認していることもあります。そのため、認知症高齢者に「誰もあなたを見捨てたりしない」「あなたは大切な人」ということが伝わるようなコミュニケーションをはかり、環境づくりをしましょう。それがその人の思い込みを少しずつ溶かしていきます。

ただ、認知症高齢者の一方的な思い込みによって疑われた夫や嫁は、その人に対して「あなたは大切な人」とすぐに心からは言えないかもしれません。そこで、周囲の看護・介護職やサポーターの力が必要となります。認知症高齢者に寂しさや不安を語ってもらったり、楽しい気持ちになるように、生活に趣味活動や新たな取り組みなどを取り入れたりして、心を徐々に解放させていきます。

これは、脳の働きと仕組みの観点からも有効な方法です。脳にある「海馬」は記憶を司り、認知症の人がダメージを受ける部位の一つです。海馬の隣にある「扁桃体」は情報が心地よいものか不快なものかを判断しており、生まれたときから存在する好き嫌いといった感情を司っています（**図**）。

海馬と扁桃体は影響し合っており、認知症によっ

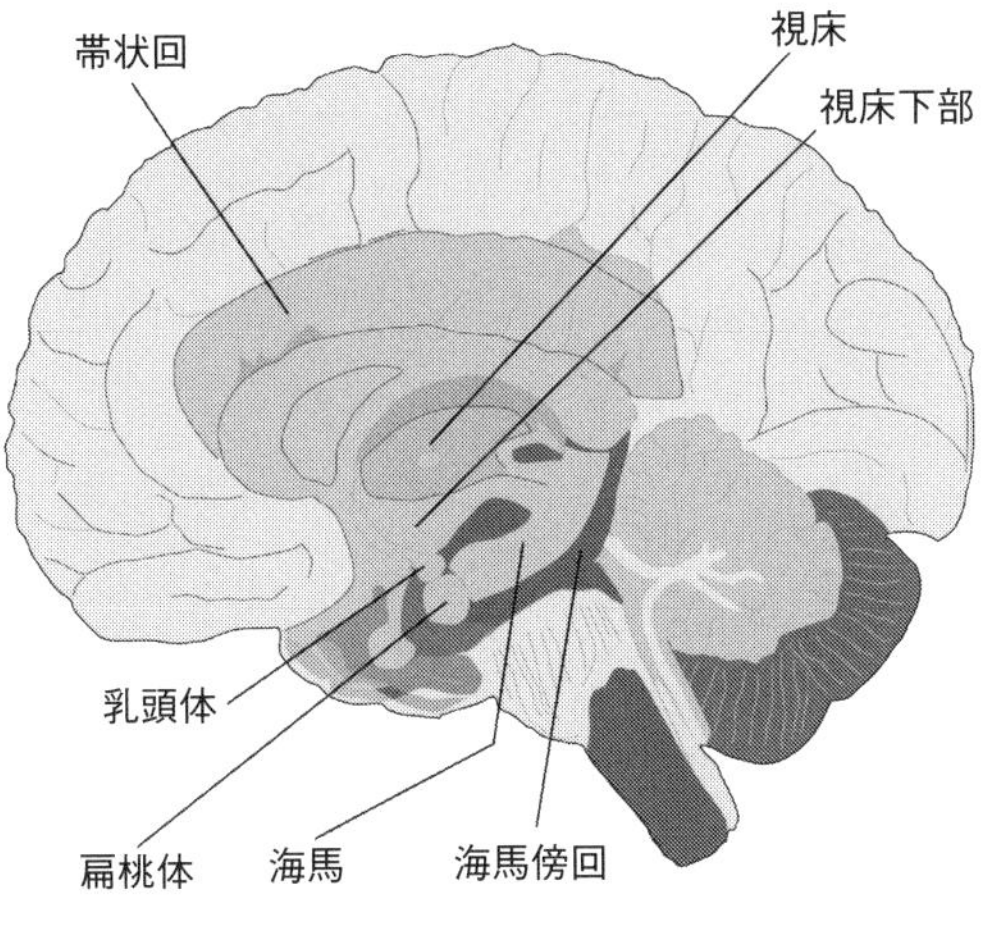

図　海馬と扁桃体

て海馬が萎縮すると、情報が扁桃体に適切に伝わらず、扁桃体の働きも変調を来たします。不快な感情を抱きやすくなり、人を疑ったり、落ち込んだり、不機嫌になったりするのです。また、うつ病も発症しやすくなります[1]。

現代の医学では、海馬についてはあまり詳しくわかっていません。一方、扁桃体は他者から優しく触れられたり、温かい言葉をかけられたりすると、機能が高まることが解明されています[2]。

認知症高齢者が「夫が嫁と浮気している」などと言うときには、まず「そんな思いでいたらつらいですね」「不安ですね」と、いったん気持ちを受け止め、「誰もあなたを見捨てたりしない」「あなたは大切な人」と、その人自身が大切にされていることを感じられるように働きかけをしましょう。

◎性器を見せたり、自分の性器を触らせようとする認知症高齢者にどう対応すればよいですか？

認知症高齢者に性器を見せられたら、誰でもびっくりして大きい声を上げたり、逆に声が出なかったりします。いずれにせよ、こうした場面では過剰な反応は避けたいところです。

このような場合、なるべく早い段階で、臀部・陰部などにかゆみがないか、便秘・失禁などの排泄トラブルを抱えていないか、トイレに行きたいけれど行けないといった困り事が隠されていないかを確認します。これらの問題は、下着を脱ぐ行為につながるからです。また、認知症の進行によって脳の言語野が萎縮すると、「トイレに行きたい」などの言葉が滑らかに出なくなったり、身体的不快感・苦痛を訴えられなくなったりして、下着を脱ぐなどの行為で表すこともあります。

次に、これらの身体的な問題がないケースを考えましょう。いきなり性器を見せられたら驚くのは当然です。しかし、まずはさりげなく視線を外します。認知症高齢者が看護・介護職の手を持って性器を触らせようとしたら、静かに手を引きます。嫌がっていることを表してよいのです。ただ、あくまでも「静かに」「ゆっくり」が重要です。看護・介護職が感情を言語化できればよいのですが、それが難しいときは冷静に、「下着をはきましょう」と本人がとるべき行動を伝えます。

性器を見せる・触らせる人の中には、生活の中で自尊心を傷つけられる体験をしており、性器を見せることで自分の強さやプライドを強調したり、他者と触れ合うことで安心感を得ようとしたりする人がいます。そういった人には、プライドを傷つけられる体験をしてないか振り返り、自分を主張できる環境をつくりましょう。

認知症高齢者が下着をはくことに激しく抵抗し、看護・介護職が恐怖を感じるときは、一定期間、治療的環境の中で過ごしてもらうことも有効です。認知症高齢者のつらさを緩和できます。

◎ケア中に認知症高齢者が自慰行為を始めます。どうしたらよいでしょうか？

自慰行為そのものは自然なことですが、看護・介護職に見せつけたり、時間・場所を問わず行ったりするのは、その人自身の尊厳にもかかわります。自慰行為を繰り返す人は注意・関心が自分の体にしか向いていないため、気持ちの切り替え方法や、ほかのことに関心を向けさせる方法を見つけ、トレーニングすることが必要です。

この方法は、人前で自慰行為をする人に限らず、多くの人に役立ちます。日々の暮らしの中で「イライラ（モヤモヤ）してきたら、深呼吸を三回しましょう」「手を叩いたら、行動を切り上げましょう」など、切り替えの鍵を見つけ、注意を転換させる方法を訓練するのです。その人に合った気持ちの切り替え方法を見つけられるかがポイントになります。

自分の体にしろ他人の体にしろ、「触れる」という行為は、前述のように安らぎを求めていたり、自分の存在を確認するために行っているので、認知症高齢者の触覚に働きかけるようにしましょう。軽く触れたり、心地よい香りのアロマをたいたり、楽しい会話をしたり、美しい景色を見せたりするなど、ほかに関心が向くようにします。

◎認知症高齢者の性的逸脱行為に悩む家族へ、どのようにかかわればよいでしょうか？

認知症高齢者の性的逸脱行為に家族が直面するとき、家族内の感情の絆が断ち切られてしまうことがあります。認知症高齢者の性的逸脱行為は、認知症により本人が自身を三十〜五十代くらいの年齢だと思っていたり、脳の前頭前野の萎縮により抑制が欠如したりすることから現れます[3]。側頭葉の強い障害でも出現しやすいと言われています[4]。

家族の相談に乗るときは、まずどんな状況で、どのようなことが起こり、それに対して家族がどんな思いをもっているのかを聞き、感情を吐き出してもらいましょう。家族の中には、「認知症とはいえ、こんなことをするのは本人が本来もっていた性格や性癖だ」と考え、絶望的な気持ちになる人もいます。さらには、それまで隠し続けてきたことに憤りを感じ、その人の人生までをも否定する場合もあります。家族だからこそ感じるつらさ、憤りがあります。その気持ちを受け止めつつ、性的逸脱行為は認知症には高い割合でみられること、対応について看護・介護職がいっしょに考えていくことを伝え、家族を支え続けることが重要です。

〈引用文献〉

1 山本高穂：脳の進化から探るうつ病の起源、第11回 日本うつ病学会市民公開講座・脳プロ公開シンポジウム in Hiroshima 報告書、二〜七頁、二〇一四．http://www.nips.ac.jp/srpbs/media/publication/140719_report.pdf（二〇二二年二月一五日閲覧）

2 Field, T.（日本タッチケア研究会 監訳）：乳幼児の発達におけるタッチとマッサージ、一五四〜一六七頁、医科学出版社、二〇〇五．

3 Rascovsky, K. et al.：Sensitivity of revised diagnostic criteria for the behavioral variant of frontotemporal dementia, Brain, 134（9）：2456-2477, 2011.

4 Zamboni, G. et al.：Apathy and disinhibition in frontotemporal dementia：Insights into their neural correlates, Neurology, 71（10）：736-742, 2008.

※本稿は「コミュニティケア」二〇一七年一月号の第1特集「認知症者の性」収載の記事を一部改変し、収載したものである。

認知症高齢者のセクシュアリティに関する倫理的配慮

戸谷 幸佳

とや・さやか◉群馬県立県民健康科学大学 講師／老人看護専門看護師

日本人にとっての性は期間限定？

認知症高齢者のみならず、高齢者の性について日本人はどのようなイメージや価値観をもっているのでしょうか。日本には、高齢者に対して「ご隠居様」や「老翁」などの呼び名があるように、そのイメージとしては穏やかで、現世の欲とは決別している、達観している姿を抱き、またそれを高齢者に望んでいるように思われます。

そもそも日本人は、高齢者の性に不寛容であると考えます。「老いらくの恋」と揶揄《やゆ》されることもあり、恋愛や性について憧れがあったとしても、そんなそぶりも見せず、よき「おじいちゃん、おばあちゃん」として過ごす高齢者のふるまいも不思議ではありません。平均寿命が八十歳を超え、熟年離婚や女性の自立が進み、これまでのように一組の男女が添い遂げることをよしとする価値観も崩れ始める中、日本人の価値観も変化していくことが予測されますが、依然として高齢者の性がタブー視される現状はあるのではないでしょうか。

秘することが美徳とされる国民性から顕在化はしにくいですが、個人差は大きいものの、高齢者になっても性への興味がなくなるわけではない、という前提で考えていきます。

なぜ認知症高齢者に性に関する問題が浮上するのか

認知症の人を看護・介護するうえで困った行動と言われている症状を総称して「行動・心理症状」（ＢＰＳＤ[*1]）と言います。ＢＰＳＤには次の四つの症状が強くかかわっています。

①易刺激性、焦燥・興奮、脱抑制など「活動性亢進」の要素が強くかかわる症状
②妄想、幻覚など「精神病症状」が強くかかわる症状
③うつおよび不安、多幸感など「感情障害」が強くかかわる症状
④「アパシー」（自発性や意欲の低下）が強くかかわる症状

性的逸脱行為は、「①活動性亢進」の中の脱抑制の症状の一つです[1]。ＢＰＳＤは、周囲が困って

＊1 Behavioral and Psychological Symptoms of Dementia

いる以上に、認知症の人自身が認知機能の低下によって起こる記憶障害や見当識障害によって生活しにくくなり、困り果て、自分でなんとか対処しようとした結果、起こる症状とも言われます。

ＢＰＳＤの程度には、ⓐ脳の病変、ⓑ身体的健康状態、ⓒこれまでの生活歴、ⓓ生来の性格、ⓔケアを提供する家族やスタッフのような社会とのかかわり、が大きく影響しています[2]。認知症そのものを治癒することはできませんが、適切に薬物療法やケアを提供することでＢＰＳＤは軽減することができる、とされています。

まず「ⓐ脳の病変」という見かたで考えてみましょう。社会性を保ち生活する機能を司る脳の部位に器質的な変化が起こると、今までまじめだった人が万引きをしたり、反社会的な行動をするようになり、周囲を困惑させることが知られています。認知症の中でも前頭側頭型認知症に多くみられる症状ですが、施設入所中の男性の認知症高齢者が女性職員に向かって性的な発言をしたり、女性入所者が男性職員にボディタッチするといった行動として表れます。今までそんなことをしなかった人が、認知症になって急に性的言動がみられるようになったとしたら、脳の病変の影響が考えられます。

次に「ⓒこれまでの生活歴」や「ⓓ生来の性格」の影響から考えてみましょう。性的逸脱行為をする認知症高齢者は、認知症になる以前も性的言動が目立ったり、性に興味を強くもつ人であった可能性があります。ただ、認知症になったことで、性的言動をしていい相手かどうか、それがその場にふさわしい言動かどうかといった、いわゆる「空気を読む」ことが認知症になることによってできなくなるとも言われ、より顕在化して問題となっている可能性も考えられます。

認知症高齢者にも、看護・介護をする人にも、ケアが必要

認知症高齢者の性に関する問題についての研究は少ないですが、実際に性的行為に至るまでの問題となることは少なく、多くは不適切な言動としての問題のようです[3]。筆者も、臨床で先ほど述べたような言動を目にすることがありますし、職員やほかの入所者から「不快に感じる」といった声が聞かれることもあります。いわゆる「セクハラ」に近い問題を含んでいるようにも感じます。

男女雇用機会均等法では、職場におけるセクシャルハラスメントについて、

・労働者の意に反する性的な言動が行われ、それに対して拒否・抵抗などをしたことで、労働者が解雇、降格、減給など不利益を受けること
・労働者の意に反する性的な言動により労働者の就業環境が不快なものとなったため、能力の発揮に重大な悪影響が生じるなど、労働者が就業するうえで見過ごすことができない程度の支障が生じること

と定義しており、そのような行動がみられた場合は不法行為責任を問われます。

では、受け手側が不快と感じ、職務に影響を及ぼしたり、その施設で安心して生活ができなくなった場合、その責任は認知症高齢者本人が問われるのでしょうか？　認知機能の低下が客観的に認められ、認知症の影響が強いと判断される場合は、施設管理者・監督者の責任となるのでしょうか？[*2]　また、家庭内での配偶者や家族に対しての性的逸脱行動はさらに複雑です。

筆者は法的な対応についてはは専門外なのでここでは言及しませんが、専門職としては、認知症高齢者の性的逸脱行為は認知症という疾患の影響であることを周囲が理解すると同時に、看護・介護を提供する職員や家族が不快に感じていることを「しょうがないこと」として置き去りにせず、対応していくことが求められます。

看護・介護の専門職として認知症高齢者の性とどう向き合うか

では、看護・介護職は認知症高齢者の性とどう向き合えばいいのでしょうか。ヒントを示します。

専門職として認知症に関する学習をする

前述のとおり、ひと口に性的逸脱行為といっても、様々な原因・要因によって引き起こされています。認知症高齢者一人ひとりの千差万別なこれまでの人生のあゆみや、脳の障害の程度、周囲の環境も踏まえてアセスメントし、原因・要因についての仮説を立て、ケアプランを立案していくこ

＊2　本書「Column」(p.62) を参考にされたい。

とが必要です。

専門機関にコンサルテーションする

認知症は、今現在は治癒することのない疾患ですが、進行を緩やかにしたり、穏やかに生活するための手段は検討されています。認知症疾患医療センターやもの忘れ外来など、認知症に関する専門外来も各地域にあるので、相談先として活用していくとよいでしょう。その際には、詳細なアセスメントを認知症専門医に伝えることで、より効果的な診療につながります。

一人で背負わない、背負わせない

認知症高齢者は言われたことを記憶に留めておくことは難しいですが、相手に抱いた感情は残るとされています。うれしいことがあれば出来事自体を忘れてしまっても、うれしい気持ちは続きますし、嫌なことをされると不快な感情が続いてしまいます。

認知症高齢者に性的逸脱行為がみられたとき、その行動をとがめたり、叱責しても、「怒られた」というネガティブな感情だけが残り、言われた内容は忘れてしまうため、意味がありません。また、認知症高齢者は看護・介護を行う人の気持ちにもとても敏感です。看護・介護する側に余裕がないと、普段と同じことをしても認知症高齢者を怒らせてしまうことがあります。

性的逸脱行為をされる対象者が限定されている場合や異性に向かう場合は、看護・介護をする人を変えたり、できるだけ同性者が担当するようにすると、看護・介護者側の負担感が減少しますし、認知症高齢者も気分が変わって落ち着くことがあります。

家族が介護者の場合は、介護サービスの利用などで第三者に介入してもらったり、家族の外出機会をつくって介護から離れる時間をもつことも一つの方法です。もちろん、程度によっては施設の入所などの措置も検討が必要です。

認知症高齢者の隠れたニーズを探る

水戸は、高齢者にとっての性は必ずしも性行為そのものではなく、コミュニケーションやスキンシップなど広範囲な身体的・心理的活動である、と述べており[4]、性言動が性的欲求そのものを表しているとは限りません。子育ての終了や配偶者・知人との死別、退職、心身機能の衰えによる他者との交流の減少など、高齢者は心身ともに愛する人や親しい人と触れ合う機会が減少しやすくなります。誰もそばにいない寂しさや人恋しさ、他者から必要とされたいという感情が性言動として表出されている可能性もあります。

筆者が勤める法人では、動物や小さい子どもたちと認知症高齢者のふれあいの機会を設けており、たくさんの笑顔がみられています。また、身体機能が自立している認知症高齢者はまだまだできることがたくさんあるので、何か役割をもってもらったり、興味がもてる趣味活動を探索してもらったりと、エネルギーを性言動とは違う方向に発揮してもらうようにかかわっています。

うまく付き合う

年齢を重ねても、認知症になっても、人とのつながりやふれあい、また性への関心は、個人差はありますが、なくなるものではありません。

認知症ケアの原則として、BPSDや相手の言動を責めることは効果がない、というのが一般的ですが、性的逸脱行為に関しても同様です。現在、多くの高齢者向け施設で様々な取り組みがされています。中には、施設内で「紳士の夕べ」などの名称で、往年のロマンポルノなどを上映するところもあるようです。「隠す、ないものにする」というのではなく、あるものとしてどう付き合うかは、専門職だけではなく、市民レベルでも考えていくべき課題といえるでしょう。

〈引用文献〉

1 高橋 智：認知症のBPSD、日本老年医学会雑誌、四八（八）：一九五〜二〇四、二〇一一．

2 ドーン・ブルッカー（水野 裕 監修、村田康子ほか 訳）：VIPSですすめるパーソン・センタード・ケア、六七〜七二頁、クリエイツかもがわ、二〇一〇．

3 天野直二：BPSDの病態と治療、医学のあゆみ、二三五（六）：六六八〜六七二、二〇一〇．

4 水戸美津子：「高齢者の性」に関する看護・介護職者の意識調査研究、新潟県立看護短期大学紀要、二：四四〜五九、一九九七．

※本稿は『倫理的に考える医療の論点』（浅井篤ほか編、日本看護協会出版会、二〇一八）に収載の論考を一部改変し、収載したものである。

事例から考える

認知症高齢者の性的逸脱行為への対応

岡田まり、横井真弓、塙真美子、田中聡子

(一)「その人を受け入れる」ために工夫したこと

岡田まり[*1]

Aさん、八十代男性。進行性膀胱がん、要介護2、HDS-R[*2]5点、認知症高齢者の日常生活自立度[*3]Ⅲa。妻と二人暮らし。二年前にアルツハイマー型認知症と診断され短期記憶障害が現れた。日常生活では常に見守りが必要で、他者の話を理解せず、会話が成立しない状況になった。物事が自分の思いどおりにならないと、妻や世話をしに来る息子の妻を怒鳴った。

一年前に進行性膀胱がんと診断され、腎瘻カテーテルを挿入。手術を受けるまでの一か月間、腎瘻カテーテルの管理と術前全身状態の観察目的で、筆者の訪問看護ステーションを利用した。

*1 おかだ・まり◉株式会社ジェネラス 訪問看護ステーションほたるいせ 管理者／訪問看護認定看護師

訪問看護開始時のAさんの状況

初回訪問時、Aさんは腎瘻カテーテル挿入部の周囲に発疹があり、また老人性乾皮症でかゆみが強く、イライラしていました。そのストレスからか、妻に当たり散らしているようでした。看護師によるケアを拒否することはありませんでしたが、シャワー浴のため脱衣所で服を脱がせると、「お前も脱げ」と言い、シャワー浴中は看護師の胸やお尻を触ってきました。看護師が「そんな卑猥なことを言ったり、他人の体を勝手に触ったりしてはいけません」と注意すると、興奮して「減るもんじゃない、触らせろ」と大声を出しました。

当ステーションは受け持ち制ではないため、毎回別の看護師が訪問しましたが、どの看護師のときも同じような状況でした。Aさんの看護師に対する性的な言動に、妻は「そんなことをしていると看護師さんに来てもらえなくなる。昔はこんな人じゃなかったのに……」と戸惑い、悲しそうな様子がみられました。

ステーション内での検討

卑猥な言葉が続くAさんに対して、どのように対応していけばよいか、ステーション内でカンファレンスを行いました。看護師がAさんから受けた言動と、それに対して感じたことや対応は様々でした。

訪問看護の経験が浅い三十代の看護師は、Aさんの卑猥な言動に驚きを隠せず、「訪問看護は一人

＊2　改訂長谷川式簡易知能評価スケール。30点満点で、20点以下の場合に認知症が疑われる。
＊3　日中を中心として、日常生活に支障を来たすような症状・行動や意思疎通の困難さがみられ、介護を必要とする状態。

でケアを行い、判断しないといけないので悩んでいた。看護記録にAさんの行動を記載すると、家族が悩むのではないかと思い、記載を控えていた」とつらそうに話し、悔しそうでした。別の三十代の看護師は、「後ろからAさんに抱きつかれて太腿の間に手を入れられ、『感じるか』と言われたときはびっくりして声も出なかった」と語りました。

しかし、訪問看護経験が豊かな五十代の看護師は、「これくらいはよくあることで、それほど重大なこととしてとらえていなかった。シャワー浴のときだけでなく、ケア中にも体を触ろうとする。そのときは、こちらからAさんの手をギュッと握ってあげると、安心した顔で卑猥な言動は収まる」と話しました。

この五十代の看護師の対応から、Aさんの言動が決して卑猥な感情からだけでなく、寂しさや不安、不満からの行動であることをスタッフ全員が理解できました。また、認知症の症状として、見当識障害により看護師を妻だと思っていたり、抑制力の低下によって欲求をコントロールできなくなったりすることについても勉強しました。

さらに、Aさんの不安や不満の原因も話し合いました。認知症により自身の疾患や家族・看護師の話を理解するのが困難になっており、「なんで、こんなになってしまったのかわからない」とよく発言していること、また膀胱がんの術前で腎瘻カテーテルを挿入しているため、生活への制限を感じ、挿入部周囲のスキントラブルによる掻痒感も強く、いつもイライラしていることから、現状を理解できない中で、自身の病状が進行していくことへの不安・不満が大きいと考えられました。

五つのケアの工夫

Aさんの性的逸脱行為への対応策を、次の五点としました。

①Aさん宅の訪問にストレスを感じている看護師に関しては、できる限り、二人体制での訪問とするように配慮する。

②Aさんの性的な言動が現れる前に、看護師から触れるケア（手を当てるケア）を行い、Aさんが心地よく安心できるようにする。

③不快や苦痛な症状に関しては、主治医と連携してできる限り緩和に努める。

④Aさんの言動について、家族には認知症の影響であると説明し、看護師に気を遣わず困ったことがあれば話してほしいこと、また家族の間でもAさんとのスキンシップやコミュニケーションを大切にしてほしいことを伝える。

⑤パーソン・センタード・ケアの視点をもって、Aさんの求めるニーズに真摯に向き合い、ありのままを受け入れ、困難なときは早急にステーション内で情報共有して、看護師が一人で抱え込まないようにする。

ケアの効果

前述の五点を意識しながらケアに当たるようになって一週間ほど経過した頃から、Aさんの卑猥な言動はかなり少なくなりました。

訪問してすぐに、看護師がAさんと会話をしながら、手を包むように優しく触れ、背部を軽くマッサージするようになったことで、「今日もこれを待っていた」とAさんには満面の笑みがみられるようになりました。「お前は俺のこと、好きやろ」と話すAさんに、「もちろん好きですよ。大切な利用者さんです。でも、Aさんのことをいちばん愛しているのは奥さんですよ」と看護師が返すと、照れ笑いをし、その後も大声を出したり興奮したりすることはなく、スムーズにケアができるようになりました。

妻の表情も、訪問開始当初に比べて明るくなり、笑うことが増えました。

認知症の人の尊厳を支えるケアの基本

今回のAさんのように性的逸脱行為が他者に向けられた場合、多くは相手から拒絶されてしまい、その後の関係がうまくいかなくなってしまうことがあるかもしれません。

確かにAさんとのかかわりの中で、困惑することは多くありました。しかし当ステーションでは、認知症により現状や病状の理解が困難といったAさんの不安・不満を見出し、Aさんの性的な言動を否定するのではなく受け入れ、その行為が問題とならないような対応を心がけてケアに当たりました。Aさんに寄り添って一人の人として向き合い、触れるケアを取り入れたことで、Aさんは安心し、妻と看護師もいっしょに心地よい時間を共有することができたと思います。「その人を受け入れる」――これこそが尊厳を支えるケアの基本だと思います。
性的逸脱行為はなかなかフォーカスされにくい問題ですが、認知症の人の尊厳を守るかかわりをしていくためには、一つひとつの言動の意味を考え、それに対する看護師の対応をていねいに振り返り、検証する必要性を改めて感じました。

(二) 療養者を理解することで減少した不安感

横井 真弓*4

看護師の体を触りたがる療養者への対応

「ちょっと困った事例ですが、引き受けてくれませんか?」と、以前から何度も連携をとっていたケアマネジャーから依頼がありました。それまで利用していた訪問看護ステーションと在宅医から訪問を断られ、引き受けてくれるところがないと嘆いていました。性的逸脱行為により看護師が訪問を打ち切ったとのことでした。ケアマネジャーからの「お願いします、助けてください」という言葉に、私は安易に断ることができませんでした。そこで、当ステーションが連携をとりやすい在宅医を指定し、依頼を受ける方向で話を進めていきました。

とはいえ、管理者としての迷いもありました。もし、性的逸脱行為がエスカレートし、職員にとっ

＊4 よこい・まゆみ◉医療法人純正会 訪問看護ステーション太陽 管理者/訪問看護認定看護師・介護支援専門員

てストレスになれば、訪問はできなくなります。また、ひどい性的逸脱行為であれば訪問を断るしかないと考え、まずは私がBさん夫妻に会ってから決めようと思いました。

それまで訪問看護を提供していたステーションの管理者といっしょにBさん宅を訪問しました。前任の管理者からは、事前に「胸やお尻を触ったりするので気をつけてください」との情報を受けました。訪問時、Bさんの妻は前任の管理者に対して、訪問を打ち切ったことへの憤りをあらわにし、前任の管理者は退室せざるを得ない状況となりました。

前任の管理者がいなくなった後、Bさんの妻は、「この人もいけないけど、もう少しうまく対応してくれたらよかったのに」「前はこんな人じゃなかったんです」「先生や看護師さんに見放されると、私も不安なんです。助けてくれませんか」と、私に悲しそうな視線を向けました。Bさんはきょとんとした表情で私を見ていました。このわずかな時間の中で、妻の苦悩と不安な気持ちがいたく伝わってきました。Bさんにどこまで介入できるか不安はありましたが、この場で、管理者として訪問を受けることを決意しました。

Bさん、七十代男性。肺気腫、うつ病、要介護2。

感情の浮き沈みが激しく、妻に対して怒鳴ることがあるが、妻は献身的にBさんを支えていた。過去にうつ病が原因で離婚し、妻とは再婚同士。前妻との間に子どもがいるが、付き合いはない。

Bさんは「あんた、いい体しとる」「お尻触らせて」と、初回訪問から看護師の体を触り、歩行訓練を兼ねて自宅周辺を歩くときもお尻を触りながら歩くほどでした。「ダメですよ」とやわらかく伝えると、「もういい！　何もしない！」「やりたくない！」「もう帰って！」と、大声を出して機嫌が悪くなりました。血圧の測定さえできないことが何度もありました。

うつ病が認知症の発症リスクを高めることがあるため、Bさんの症状は認知症によるものとも考えられました。卑猥な言葉も体に触る行為もそれに伴うものと思っても、職員にとっては苦痛でしかないこの訪問をなんとかできないものかと悩みました。

管理者として行った対応

当ステーションは担当制でなく、看護師五〜六人の交代制をとっていますが、このケースについてはあらかじめ若い看護師を担当から外し、オンコールに対応できる常勤の看護師五人を中心に訪問することにしました。また、同じ看護師が続けて訪問しないように配慮しましたが、困惑する看護師は訪問時間六十分のところを、三十分で切り上げて帰ってきました。

妻は毎回「すみません、すみません」と気の毒になるほど謝り、帰り際には「気を悪くしないで」と拝むように手を合わせていました。その姿に、私は「大丈夫、気にしなくていいですよ」と言いながらも、看護師の「もう限界です」という悲鳴をどうすることもできず、訪問に消極的な看護師を担当から外しました。そこで、非常勤でも経験豊富な看護師を担当に加え、四人が交代で訪問することになりました。

看護師の訪問予定表を作成する際、いつも「大丈夫かな」と不安はありましたが、看護師には「訪問がつらいと感じるときは無理をせず、時間を短縮してもよいこと」「妻の話をじっくり聞いてくるだけでもよいこと」を伝え、訪問を続けました。

しばらくすると、看護師の不安感が以前ほど強いものではなくなり、訪問による悲鳴も少なくなりました。そして、私自身も含めてかかわる看護師が妻の話を聞くことにより、Bさんの生きてこられたこれまでの人生を知り、少しずつBさんを理解できるようになっていきました。

Bさんとの突然の別れ

看護師が訪問に慣れてきたある早朝に、妻より「昨日、急に亡くなりました」と、Bさんの急逝について連絡が入りました。夕食後に錠剤を誤嚥し、救急搬送先の病院で急性呼吸不全により亡くなったとの知らせでした。この突然の訃報に職員は言葉を失い、ステーション内は沈黙が続きました。

後日、Bさんの自宅に焼香に伺った際、妻から「看護師さんたちに嫌なことばかりしたのに、皆さん嫌がらずに来てくれて本当にありがとうございました」と、畳に顔をこすりつけるようにしてお礼を言われ、胸が詰まる思いをしました。遺影にはBさんの穏やかな優しい表情があり、生前には見たことのないその表情が本来の姿であると思うと、寂しい気持ちが込み上げてきました。

本人の自尊心を守る、尊厳ある対応とは

この事例を振り返るとき、私たちが行ったかかわりがよかったのか、また、Bさんへ尊厳ある対応ができていたのかと考え込んでしまいます。

Bさんは決まって「触っていると安心する」「スキンシップだ」と言って看護師の体を触り、帰り際には「もう帰るの？」と、別れを惜しむような表情を見せることもありました。Bさんがどのようなつらい経験からうつ病を発症し、性的逸脱行為が出現したのかはわかりませんが、妻の話から、Bさんには離婚で疎遠になった子どもに会えない寂しさがあることを知りました。妻の話を通して、Bさんの過去や寂しさをわずかながらにも理解してかかわってきたつもりでしたが、Bさんの自尊心を守り、尊厳ある対応になっていたのか不安が残ります。もう少しBさん自身に話を聞き、気持ちに寄り添うことができたなら、Bさんをもっと深く理解できたのではないかと悔やまれます。

Bさんの死後、職員は「Bさんは寂しい人だと思った。Bさんが発する卑猥な言葉は自分に関心を向けさせるためのBさん自身のアクションだと感じていた」「だからBさんに対して嫌悪感をもつことなく訪問できた」と話してくれました。私は、職員がBさんの気持ちに寄り添うように訪問を続けてくれたことに、尊敬と感謝の気持ちでいっぱいになりました。また、嫌な思いをしたはずなのに、不満を言わず訪問を続けてくれた看護師もいました。私は、改めて信頼できるすばらしい職員に恵まれたことを実感しました。困惑しながらもBさんや妻に寄り添う職員の姿勢に教えられ、また支えられながら、Bさんへの訪問看護を終了しました。

この学びを機会に、ステーション内でも高齢者の性的逸脱行為への考え方について、さらに学習を深めていきたいと思います。

(三) 安心して訪問できる環境づくりを

塙 真美子[*5]

性的逸脱行為を伴う利用者の症状やおかれている環境は多様で、対応には苦慮します。適切なかかわりをしていくには、情報共有や学びの機会が必要ですが、同時にスタッフへの支援の必要性もあると感じています。ここでは事例を通して、当ステーションの対応の実際を報告します。

Cさん、八十代男性。要介護5、寝たきりで全介助。
妻・娘家族と同居しており、主介護者は娘。Cさんはほとんど発語がないが、看護師が部屋に入ると、いつも笑顔で迎え入れた。看護師が挨拶をしてケアの準備を始めると、左手で掛布団を持ち上げ、右手で敷布団をポンポンと叩き、「布団の中にいっしょに入ろう」と誘った。時には看護師の腕を握り、布団の中に入れようとすることもあった。

担当の看護師から報告を受け、ステーション内で対応方法を検討しました。Cさんは寝たきりで

＊5 はなわ・まみこ◉有限会社はみんぐ はみんぐ訪問看護ステーション 代表取締役社長・統括管理者

発語がほとんどなく、看護師が拒否しても暴れる可能性は低かったので、軽く肩や手に触れながら目を見て、「私たちは仕事で伺っている看護師です。布団には入りませんよ」と落ち着いて話し、理解を求めることにしました。

これに対して、Cさんは納得するときもあれば、機嫌が悪くなって怒り出すときもありました。看護師はCさんが怒ったときは落ち着くまで手を握って話しかけるように心がけ、ケアに当たりました。はじめは困惑することもありましたが、ステーション内で検討した対応方法を実施することで、Cさんの症状が穏やかになる効果に喜びを見出し、不快感なくケアの提供を継続できました。

看護師の訪問時に在室していた妻は、Cさんの行為に苦笑していましたが、困惑するといった発言はなく、看護師からもあえて話題にはしませんでした。たまたま娘がその場面を見たとき、詫びる言葉がありましたが、「元気のバロメーターですね」と笑いながら話していました。家族はCさんの行為を受け入れていたわけではないと思いますが、活力であるととらえることで、Cさんを叱ったりせず見守っているようだったので、特に家族への対応は検討しませんでした。

Dさん、七十代男性。要介護2。

妻と二人暮らし。初回訪問時から、看護師の性体験について質問したり、自身の性体験を話したりしていた。妻は在室せずに家事などを行っていたが、Dさんが卑猥な話を始めると部屋の入口にじっと立っていた。そして三回目の訪問時の帰り際、妻から「訪問看護を終了したい」と看護師に話があった。

この報告を受けてすぐに、管理者の私とケアマネジャーがDさん宅を訪問しました。妻は「看護師さんには来てもらいたいが、あんな話を聞いているのが耐えられない。看護師さんが若い人だと申し訳なく、情けなくなる」と話しました。また、訪問看護を利用する前にデイサービスの見学に行ったときも、Dさんは介護職に卑猥な言葉を言い、妻は後でその内容を職員から聞かされてとてもつらかったと語りました。自宅で同様の発言をしたことはなく、またあったとしても妻がたしなめられると考えて訪問看護の利用を選択しましたが、Dさんの卑猥な発言を直接聞くのはもっとつらいとのことでした。

Dさんは若い頃に戻った気分で、看護師に性的な会話を求めているように思えました。そのため、私は妻に、認知症により現れる症状であることを説明しました。しかし、妻はDさんの発言自体が収まらないことには納得できないと言い、訪問看護は終了となってしまいました。

訪問回数が少ないうちに終了したため、こういった家族にどう対応するべきかについて、当ステーション内での検討は不十分でした。関係する様々な介護サービス事業所と連携しながら、介護者である家族に認知症症状への理解を促して支えていくことは、訪問看護師の重要な役割であると、改めて考えさせられました。

Eさん、八十代男性。要介護4。

一人暮らし。娘と息子は車で三十~四十分ほど離れたところで暮らしており、仕事と子育てに忙しく、Eさん宅へは週末にのみ訪問。Eさんは食事したことを忘れたり、徘徊したりすることが多く、訪問看護・訪問介護に生活全般の支援を頼っていた。また、肛門管がんでストーマを造設しており、ヘルニア状態になっていたが、Eさん・家族ともにストーマ管理ができず、看護師が夜間緊急訪問することも多かった。Eさんは看護師の名前までは覚えていなくても、看護師であることは理解しており、よく感謝の言葉を発していた。しかし、次第に愛情表現も口にするようになった。

ある日、Eさんが看護師にアクセサリーを渡そうとし、看護師が受け取るのを断ると激怒して、ケアができる状態ではなくなった。その看護師は一度ステーションに戻り、時間をおいてから別の看護師が訪問したところ、Eさんは全裸になっており、会話をするのも困難な状況だった。看護師二人が応援に駆け付け、なんとかストーマケアを行うことができた。

この一連の出来事を娘に報告したところ、状況は理解してもらえたが、家族で看る時間を増やすことは難しいとのことで、「看護師さんに任せたい」との返答だった。

その後、Eさんは全裸になったり怒ったりしてケアを拒否することが増え、一人暮らしを継続していくのは困難だと思われましたが、入院や高齢者ケア施設への入所を拒否していました。

Eさんとコミュニケーションがとれない中でケアを提供するのは看護師一人では困難なため、二人で訪問する体制をとることにしました。しかし、計画的な訪問はできても、夜間や緊急時に人数を確保するのは当ステーションの規模では難しく、採算面でも負担が大きくなりました。家族とも面談を重ねましたが、具体的な対策は見出せませんでした。時間だけが経過し、Eさんはがんの病状が悪化して自宅で亡くなりました。

医療処置が必要な人が自宅で暮らすには訪問看護の利用が必須であるという考えから、いかにケアを継続させていくかに視点をおいてしまい、スタッフの困惑や不安への対応は後手になりました。訪問した看護師たちは、妻を亡くして子どもたちとも疎遠であったEさんに寄り添いたいと思いつつも、ケアを拒否するコミュニケーションのとれない全裸の男性とのかかわりには大きな苦痛が伴ったはずです。看護師一人ひとりの不安を聞き、軽減する対策が必要でした。

本人・家族だけでなく、スタッフへの対応も不可欠

利用者の尊厳を守りつつ、家族を支え、看護師自身が安全に働く。この三点を等しく果たすのはとても難しく、特に看護師が安全に働くことへの支援は見落とされがちです。

利用者と二人きりの密室で性的な話題になったり、性器を見せられたりすると、看護師は恐怖を感じ、ケア提供を続けるのが困難になってしまう場合があります。また、男性看護師であれば、家族からあらぬ疑いをかけられてしまうこともあるかもしれません。

一方、訪問看護の記録は利用者主体の記録のため、看護師自身の困惑や不安などの感情面についてはほとんど記載されず、十分な情報共有ができないことがあります。特に性的な行為については、単語そのものに羞恥心を感じたり、過剰に反応しているのではないかという遠慮もあったりして、記載があいまいになりがちです。また、自分の対応が不十分だったと感じて、ステーションへの報告・相談が遅れてしまうこともあります。性的な行為が特定のスタッフにのみ行われていたり、スタッフの年齢・性的なことに対する許容範囲の差もあり、情報共有は難しくなります。

管理者はスタッフに目を配り、スタッフが安心して訪問できる環境づくりをしなければなりません。そして看護師一人ひとりが、利用者の「行為」ではなく「利用者自身」に目を向けること、また性的な行為について適切な対応の仕方を学ぶことが、自分の身を守り、不安を打ち消す方法だと考えます。

（四）高齢者施設での性的逸脱行為への対応

田中 聡子[*6]

施設にご入居の皆さんは、ほとんどの方がなんらかの認知症を抱えておられます。いろいろと症状が出ることがありますが、性的逸脱行為もよくある認知症の症状の一つです。私は今まで、性的逸脱行為のある入居者の方を複数みてきました。性的逸脱行為は、直接介護にあたる職員にとって、気持ちの負担になり、どう接したらいいかわからなくなることもあります。ここでは私がこれまでに経験したケースを紹介し、考察してみたいと思います。

＊6　たなか・さとこ◉社会福祉法人愛寿会 特別養護老人ホームさくらガーデン 施設長

Fさん、九十代女性。
男性入居者のGさんとよくいっしょに過ごしていた。いつの頃からか、リビングの端のほうに二人で座って、お互いの陰部を触り合っているところを見かけるようになった。ある介護職員が「そんなことするの、やめて！」と厳しく言うと、Gさんは怒り出し、暴力を振るおうとして問題になった。Fさんは、何も気にすることなくほかの席に移動し、他の入居者とニコニコ話をしていた。

昔とったキネヅカか？ あるいは相思相愛か？

対応した職員は、男性に怒られたので怖かったことでしょう。「なんであんなことするのかわからない」「階を変えて二人を離したほうがよいのではないか」「気持ち悪い」と、まわりの職員たちといっしょになって口を揃えて二人を悪く言いました。確かに皆がいる前でそのような行動をされるのは、普通に考えるとそんなふうに感じてもおかしくない感情だと思えましたが、二人とも意思の疎通をはかることが難しくなっているレベルの認知症の方です。それぞれにどのような気持ちでそういう行為に至ったのか、対応策はどうするか、皆でカンファレンスをしました。

なんの気持ちの裏返し？ 寂しい？ 何か不安がある？ などといろいろ探っても、結論はなかなか出ませんでした。そのような中、あるベテランの職員が「Fさんは昔、芸者さんで、夜のお仕事をしてたんよ。たぶん、若いときは男性のお相手もしてたんちがうかな」と教えてくれました。そう言われたら……「日本舞踊を上手に踊っておられるのをよく見るな」「誰にでもニコニコ愛想よく接するよね」と、Fさんに対してプラスの情報が次々と出てきました。そういう仕事をしていたから、あのような性的逸脱行為が出たのかもしれないと考え、それ以降Fさんのそのような行為を見かけたら、「音楽をかけて踊ってください」と言って皆でワイワイ歌ったり踊ったり、「こっちでこれ、手伝ってください」と言って洗濯たたみやおしぼりたたみを手伝ってもらったりと、Fさんの興味のあることや作業など、ご本人の昔の仕事につながるようなことをしていただくことで、性的逸脱行為をスムーズに止めることができました。ただ、性的逸脱行為の対象はいつもGさんで、GさんがFさんに触っていた理由については、謎のままです。相思相愛だったのでしょうか。

Hさん、八十代女性。
意思の疎通ははかれず、言葉のキャッチボールも難しい状態。男性職員のI君に対して、「ホテルに連れ込んで何するのよ」「あなた、私を犯すつもりやね」というような言動があった。周囲で聞いていた職員から、「HさんはI君に対してセクハラ発言をする」ということで相談があった。

セクハラ発言の裏にある思いとは

他の男性職員にはそのような言動はみられませんでした。どうしてHさんはI君だけにそんなことを言うのか、I君に話を聞いてみたところ、幸いI君は少しも気にしておらず、「なんでそんなふうに言うのかはよくわかりませんが、口で言うだけですから大丈夫です」と話しました。

それ以降、I君と接しているときのHさんの様子を少し注意して観察していきました。I君は、Hさんに優しくていねいに言葉をかけ、ご本人のペースで介助をしていました。いつも車椅子で介助を受けているHさんが「歩きたい」と言うと、抱えて、自分の足にHさんの足を乗せて少し歩いてみたりしていました。他の職員に対しては介護拒否も多々あるHさんでしたが、I君の介助にはとても従順でした。きっと、Hさんは I君のことがお気に入りで、愛するご主人と重ねたりしていたのでしょうか。ただ、私は、オムツ交換や入浴介助など異性の介助となるので、Hさんは少し恥ずかしくてそのような発言につながったのではないかな、と想像しました。

いつの間にか、HさんのI君に対するそのような発言はなくなりました。しばらく経って、Hさんは、I君の夜勤の際に「先に寝るわね。あなたも早く寝なさいね」とか、「ちゃんとご飯食べて、無理したらあかんよ」などという、奥さんかお母さんのような発言をされるようになりました。Hさんにとって、明らかにI君は他の職員とは違う特別な存在だったように思います。

Jさん、八十代男性。

失語症もあり、意思の疎通がはかりづらい状態で、思いがなかなか伝わらずイライラしていることがあった。あるとき、女性職員がJさんの訴えを何度も聞き返していると、その職員のお尻を軽く叩くような素振りをみせた。若い職員だったので、少し嫌な思いをしたようだったが、自分の言ったことを理解してもらえなかったことにイライラいらだったのだろうと、様子をみることになった。しかしそれを境にJさんのセクハラ行為はエスカレートしていった。

若い頃していた夜遊びを思い出して……？

ケアカンファレンスを開催し、対策を考えることになりました。皆から情報収集をしていると、Jさんはどうもセクハラをする相手を選んでいるようで、ターゲットになるのは若い職員で、ベテランの介護職員にはそのような行為はありませんでした。それがわかったので、できるだけJさんの対応は男性かベテランの職員がするようにしました。どうしてもそうできない場合は、セクハラ行為をされたら毅然とした態度で「止めてほしい」という気持ちを伝えるようにしようと決めました。そのような対応を行ったところ、Jさんのセクハラ行為はなんとか軽減しました。

後日キーパーソンである息子さんにお話を聞いたところ、Jさんは昔、大きな食品会社の社長さんで、夜遊びをよくしていたし、女性関係もいろいろあった、とのことでした。ご自分の若い頃を思い出したのでしょうか。それにしても、ちゃんと若い職員を選ぶというのが、なんとも言えないところです。

「高齢者だから」という固定観念を捨てる

このほかにも、「結婚してほしい」と迫ったり、「いっしょに寝てほしい」と言ったり、高齢者施設でも時々、認知症の入居者から性的な発言や行為はあります。

私がはじめて高齢者施設で仕事を始めたときに担当したのは養護老人ホームでしたが、養護老人ホームは特別養護老人ホームと違って社会的適応で入居が決まる施設なので、お元気な方が多く、実際に入居者同士の恋愛や結婚などもありました。一人の男性を思う二人のライバル関係の女性がいたり、訪室すると同じベッドで男女が寝ていたり（何度もあったので、当事者のお二人は施設長から注意を受けていましたが……）、「女は恋をしたほうがきれいでいられるのよ」とおっしゃる女性の入居者もおられました。確かに、その方には心を寄せる男性の入居者の方がおられて、その方を意識していつもきちんとお化粧をして身なりも小ぎれいにし、スカートを履いたり、髪形を変えたりとおしゃれをされていました。相手の男性も、清潔感があって、言動も穏やかな方だったと記憶しています。恋愛感情は、相手によく見られたいと思う気持ちが刺激になるし、確かに「恋をしているときれいでいられる」というのは納得できる気がしました。

その頃の私は、高齢者といえば、自分のおばあちゃんの印象が強かったので、どちらかというと家族の中の重鎮のイメージで、高齢者の方に「恋愛をしたい」という気持ちがあったり、性的なことに対する興味・関心があることなどを知り、目からうろこでした。でも、その施設での様々な出来事から、高齢者の方々も男女の営みや性的なことに対して関心があるんだな、ということを知りましたし、それだけではなく、成育歴や生活歴、性格や考え方など人それぞれ三者三様で、いろいろな考え方やもののとらえ方があるということも、そのときにわかりました。

＊

性的逸脱行動は、受けた職員はとても嫌な気持ちになり、次にその方の対応をするのが怖くなったりすることもあると思います。その気持ちは仕方がないと思いますが、私たちケアをする側の者も、「高齢者だから、性的な関心はもうない」というような固定観念があるならば捨てなければならないですし、その人その人をしっかり観察し、情報を整理してよく知ると、案外そうなる原因がわかることもあるのではないか、と考えます。特に認知症のある方は、理性的に行動することができにくくなるので、そのような気持ちが即、言動につながってしまうのだということをよく認識して対応する必要があると思います。責めるのではなく、気持ちを理解して受け入れたうえでの対応ができれば、嫌な気持ちも半減できるのではないでしょうか。

※本稿の(一)～(三)は「コミュニティケア」二〇一七年一月号の第1特集「認知症者の性」収載の記事を一部改変し、収載したものである。

利用者からのセクハラに一人で悩まない

――誰にも相談できずに困っていませんか？

北條 正崇　特定非営利活動法人Nネット 理事長／弁護士

セクハラに関する法制度

セクハラは人の性的自由を侵害する行為であり、人格を傷つける重大な人権侵害行為です。セクハラを受けた人は「被害者」です。

セクハラは、その内容によっては、強制わいせつ罪、暴行罪、強要罪、侮辱罪などの犯罪として処罰の対象となったり、不法行為（民法七〇九条）として慰謝料請求等の対象となることもあります。また、職場でのセクハラについては、男女雇用機会均等法がセクハラ防止のための事業者の責務等を定めています。

事業者が講じるべき対策

事業者には、従業員が安全に労働することができるように必要な配慮をする義務があります（安全配慮義務）。従業員が利用者からセクハラ被害を受けることのないように日頃から対策を講じ、もし従業員がセクハラ被害にあった場合には従業員を守る義務があるのです。「認知症の人のやることだからがまんしなさい」というのは通用しません。

従業員が利用者からセクハラの被害を受けていると相談しているにもかかわらず、事業者がこれを放置した場合には、安全配慮義務に違反したとして民事責任（治療費や慰謝料等の賠償責任）を問われることがあります。

男女雇用機会均等法一一条および一一条の二では、事業者がセクハラを防止するためにとるべき措置や責務が定められており、これを受けて、厚生労働省ではセクハラの具体例や事業者がとるべき措置について詳細な指針を定めています（表）。

セクハラ被害が発生した場合には、何よりも被害者の保護が最優先であり、被害者のプライバシーに配慮し、相談をした被害者に対して不利益な取扱いをしてはいけません。

認知症の人にセクハラの責任を問えるのか

刑事責任を問うためには「責任能力」（善悪の判断をし、自己の行為をコントロールする能力）が必要です。責任能力がなければ起訴されず、あるいは起訴されて裁判になっても無罪となります（刑法三九条）。

また、民事責任を問う場合にも「責任能力」（自己の行為が違法となることを理解できる能力）が必要です（民法七一二、七一三条）。未成年者に関する裁判例では、おおむね十二歳程度で責任能力が認められており、認知症の人のケースでも参考になります。

表　事業者がとるべき措置の例

○**セクハラを許さない方針の明確化と労働者への周知・啓発**：就業規則等への規定、社内報・ホームページでの周知、研修・講習
○**相談体制の整備**：相談窓口の設置と周知、規則や対応マニュアルの整備、担当者の研修
○**相談があったときの事実関係の迅速かつ正確な確認と適正な対応**

（事業主が職場における性的な言動に起因する問題に関して雇用管理上講ずべき措置等についての指針（平成 18 年厚生労働省告示第 615 号）より抜粋）

したがって、認知症の人であっても、その程度が重くなく、責任能力があるといえれば、罪に問われますし、慰謝料などの損害を賠償しなければなりません。裁判になれば、セクハラ行為の内容・態様、画像検査や神経心理学検査などの認知症検査の結果、日頃の言動などの事情を総合的に考慮して責任能力の有無が判断されます。

もし認知症の人に責任能力がない場合には、監督義務者に対して民事責任を追及することができます（民法七一四条）。監督義務者の例としては、認知症の人の世話をしていた家族や介護事業者があげられることがありますが、具体的な事案によって検討が必要です。

セクハラを許さないという社会の気運は高まっており、被害者を守るための法整備も進んでいます。一人で悩まず、勤務先に相談してください。もし勤務先に期待できなかったり、適切に対応してくれない場合には、外部の相談窓口に相談してください（例：ウェブで「あかるい職場応援団　相談窓口のご案内」と検索）。

「Nursing Todayブックレット」の発刊にあたって

日々膨大な量の情報に曝されている私たちにとって、一体何が重要でどれが正しく適切なのかを見極めることがますます難しくなってきています。

そこで弊社では、看護やケアをめぐりいま社会で何が起きつつあるのか、各編集者のさまざまな問題意識（＝テーマ）を幅広くかつ簡潔に発信していく新しい媒体、「Nursing Todayブックレット」を企画しました。

あえてウェブでもなく、雑誌でもなく、ワンテーマだけの解説を小冊子にまとめる手段を通して、医療と社会の間に広がる多様な課題について読者の皆さまと情報を共有し、ともに考えていくための新たな視点を提案していきます。

（二〇一九年六月）

●

本書についてのご意見・ご感想、著者へのメッセージ、「Nursing Todayブックレット」で取り上げてほしいテーマなどを編集部までお寄せください。https://jnapcdc.com/BLT/m/

Nursing Todayブックレット・15

認知症高齢者《にんちしょうこうれいしゃ》とセクハラ

——Dementia and Sexual Harassment《ディメンティア アンド セクシュアル ハラスメント》

二〇二二年七月一五日 第一版 第一刷発行　〈検印省略〉

著　者　荒木乳根子《あらきちねこ》・村上久美子《むらかみくみこ》・堀内園子《ほりうちそのこ》・戸谷幸佳《とやさやか》
岡田《おかだ》まり・横井真弓《よこいまゆみ》・塙真美子《はなわまみこ》・田中聡子《たなかさとこ》・北條正崇《ほうじょうまさたか》

発　行　株式会社 日本看護協会出版会
〒一五〇-〇〇〇一 東京都渋谷区神宮前五-八-二
日本看護協会ビル四階
〈注文・問合せ／書店窓口〉
電　話：〇四三六-二三-三二七一
FAX：〇四三六-二三-三二七二
〈編集〉電　話：〇三-五三一九-七一七一
〈ウェブサイト〉https://www.jnapc.co.jp

デザイン　Nursing Todayブックレット編集部

印　刷　日本ハイコム株式会社

 ISBN978-4-8180-2528-8